Guia prático de
MEDITAÇÃO

Khalis Chacel

Guia prático de MEDITAÇÃO

nuvem
EDITORA

Para Samvara Bodewig

Pelo seu amor e amizade de sempre
Pelas muitas oportunidades que me deu na vida
Por ter me iniciado no Zen
Pelas inúmeras horas que praticamos juntos

Sumário

Agradecimentos
9

Prefácio
10

Apresentação
20

Visão
23

Técnica
43

Vivência
73

Considerações finais
84

Sobre o autor
101

Agradecimentos

Aos queridos amigos Camila Pepe, Carlos Fini, Cecília Lauriano, Edson Moraes, Julian Chacel, Miriam Nishiyama, Miriam Pragita, Renato Capelozza, Ricardo Lima, Ricardo Malavazi, Roberto Cardoso, Ronaldo Calipo e Rogério Dinniz, pela leitura do texto, pelo incentivo carinhoso e pelas valiosas sugestões.

A Maria Cristina Lobo Machado e Luiz Carlos Galvão Lobo, por serem como são – amigos, inspiradores e apaixonados.

A Adriana Maciel, pela amizade de toda a vida.

Prefácio

"Nossa, você também entrou na UnB? Mas que legal!"

Era março de 1978 e eu estava na primeira viagem de ônibus a caminho da Universidade de Brasília para o curso de Medicina. Ao meu lado, coincidentemente, estava sentado um aluno recém ingresso na Biologia. Nos surpreendemos quando soubemos que seríamos colegas de escola – e de ônibus – por algum tempo e por cerca de dois meses dividimos a mesma condução e conversamos bastante, cheios de ideias sobre a vida. O futuro biólogo me parecia uma pessoa bem mais calma que eu, com minha mente agitada, acelerada e um pouco desatenta. Éramos pessoas muito diferentes, mas com algo em comum que eu só entenderia bem mais tarde, pois nos reencontraríamos apenas muitos anos depois.

Em 1980, conheci o dr. Pablo Magalhães Chacel (*in memorian*), ex-professor titular de Obstetrícia da UnB; então na clínica privada, ele fez o parto do meu primeiro filho, sem que eu pudesse pagá-lo. Tornei-me devedor e admirador do dr. Pablo e o acompanhei, principalmente como instrumentador, por cerca de cinco anos, que foram fonte de renda e de grande aprendizado.

Depois perdi contato com o professor por algum tempo, mas sempre permaneceram a gratidão e a admiração.

Após 12 anos morando no Nordeste, em 1999 vim para São Paulo. Eu era uma pessoa já bem diferente e, em alguns aspectos, um pouco melhor. Havia me tornado um bom médico e, paralelamente à Medicina, tinha como hobby aprender diferentes técnicas meditativas, vindas de diferentes tradições. Então na Unifesp, estava debatendo com o prof. José Roberto Leite a possibilidade de trazermos esse conhecimento meditativo para o meio acadêmico.

Na época, em uma de minhas práticas meditativas, ouvi falar de um meditador chamado Khalis, que trabalhava com meditação e Renascimento (respiração consciente). Pouco tempo depois, chegando a um restaurante na Vila Madalena, em São Paulo, eu o vi. Chamei-o pelo primeiro nome: Nuno! Ele se virou surpreso e custou um pouco a me reconhecer. Demo-nos um longo e emocionado abraço, vinte e um anos depois, ambos já homens maduros e pessoas mais conscientes. Quando ouvi uma pessoa chamá-lo de Khalis, descobri que meu antigo colega de ônibus era também o meditador de quem eu havia ouvido falar. Depois desse dia, estive diversas vezes em sua casa, e percebemos – agora sim – o tanto que tínhamos em comum.

Mas ainda havia, guardada, uma outra surpresa; mais uma coisa em comum. Eu soube, só então, numa dessas visitas, que o seu sobrenome era Chacel. Seria ele parente do meu tão querido mestre médico, dr. Pablo Chacel? Descobri, comovido, que era seu filho.

Esse nosso reencontro, depois de um longo ciclo, me lembrou as palavras de T. S. Eliot, "Não deixaremos de explorar e, ao término da nossa exploração, deveremos chegar ao ponto de partida e conhecer esse lugar pela primeira vez". De certa maneira, estávamos nos conhecendo verdadeiramente naqueles dias.

Continuávamos muito diferentes, mas ainda concordávamos que algo melhor poderia ser feito para a saúde das pessoas através de técnicas simples e de custo baixo ou quase zero. Vinte e um anos nos haviam preparado para o que estava por vir, cada um no seu caminho e no seu meio. Havíamos descoberto o mais importante: que não existe uma receita exata que sirva para todos, mas que existe uma orientação básica que pode ajudar a muitos. Enquanto eu busquei isso no meio acadêmico, Khalis buscou nos meios tão variados que percorreu – releitura de técnicas mal interpretadas, orientação básica aos iniciantes, quebra de falsas expectativas, simplificação do método, enfim, tudo o que pudesse transformar essas práticas, de juras pirotécnicas, em coisas fáceis e palatáveis.

Na meditação, quando convivem teoria, prática e vivência, surge uma situação movediça, fugidia, um contrassenso em si mesmo: por um lado, o aprendiz deve estar atento ao hábito e ser cuidadoso com a técnica; por outro, deve haver muita gentileza para consigo e evitar as expectativas. Como nas palavras da poeta Risomar Fasanaro, "de pássaro são teus passos, ainda assim eu sigo, teu voo, teus rastros". Meditar é como seguir passos de pássaros, e orientar um aprendiz nessa aparente incoerência é o grande desafio ao qual Khalis se propõe e, da forma que lhe é única, o faz muito bem.

Este livro é um presente para nós, pessoas que já meditam, que pretendem meditar, que gostariam de entender, que resistem à rigidez de algumas tradições, enfim, é um presente para todos. Khalis – como sempre – nos mostra que é fácil simplificar quando já se mergulhou profundamente no método e se vivenciou longamente esse ótimo instrumento chamado meditação.

Boa leitura! Boa meditação!

Se você diz para si mesmo "não consigo meditar"
(ou se não consegue manter uma prática regular)

Ou você tem uma **visão** inadequada do assunto

Ou você utiliza uma **técnica** inapropriada

Ou você tem uma **vivência** insuficiente

Ou todas essas coisas juntas

Em breve, tudo isso vai mudar. É uma promessa.

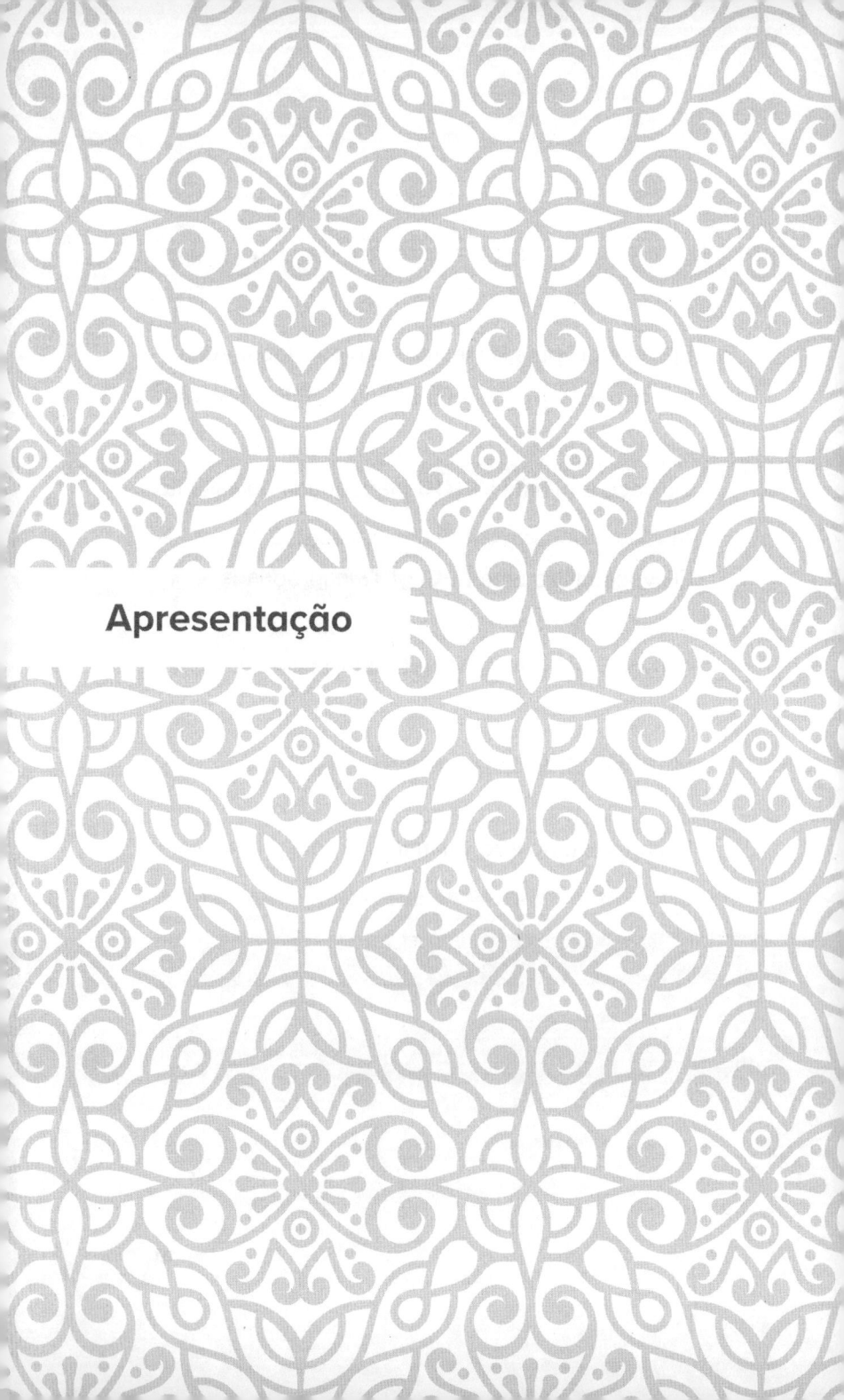

Apresentação

Não pretendo neste livro fornecer as bases científicas da meditação – existem muitas –, nem mostrar que você pode ter uma vida melhor com uma prática regular, tampouco provar que a humanidade no mundo atual precisa dela mais do que nunca; se chegou até aqui, tem seus próprios motivos para se interessar por meditação, e isso basta.

Sim, o que desejo é que seja um guia fácil e interessante para que em muito pouco tempo você tenha uma prática diária de meditação. Então, verá por si mesmo os efeitos dela em sua vida e experimentará as transformações que trará, como mais leveza, humor, criatividade, clareza, eficiência, generosidade, tolerância e muitas outras.

E se você já conhece meditação, acredito que diversas partes deste livro serão um aprofundamento importante da sua prática.

visão

A visão, como a palavra já diz, é como você vê a meditação, mas não só isso – são também suas ideias sobre ela e até mesmo imagens e sentimentos que possa ter.

Parece pouco, mas é muito! Se você tem uma visão inadequada da meditação – difícil, um tédio etc. –, não faz sentido nem mesmo iniciarmos uma conversa sobre a técnica, pois isso não produziria ganho algum. Temos que primeiramente mudar nossa visão – ideias, imagens e sentimentos – e só depois começar a praticar.

Gostaria que você parasse de ler por alguns momentos e realmente percebesse que pensamentos (ideias, crenças, aquilo que você diz para si mesmo, talvez imagens) e sentimentos você tem a respeito da meditação ou de meditar. É importante que você seja absolutamente sincero consigo mesmo.

UMA HISTÓRIA PESSOAL Nos final da adolescência, entrei numa grande crise pessoal e logo percebi que não conseguiria lidar sozinho com aquilo tudo. O problema era que meus amigos não tinham conhecimento e experiência de vida suficientes para me ajudar de verdade e eu tinha um grande preconceito com a psicologia tradicional, que na época era só o que eu sabia existir.

Após alguns meses de sofrimento, acabei cedendo às pressões de alguns amigos e fui procurar uma terapia. Foi ótimo! O psicólogo era muito inteligente, dedicado e bem-humorado e realmente ajudou a que eu me organizasse novamente. Frequentei seu consultório por mais ou menos seis meses, depois me cansei e não fui mais, mas estava visivelmente melhor, na verdade estava muito bem.

Vários anos mais tarde entrei novamente em crise, mas dessa vez resolvi procurar logo a ajuda de um terapeuta. Só que eu estava na Índia, e o terapeuta era indiano. Quando cheguei ao seu consultório, fui muito simpaticamente recebido e quando ele me perguntou como poderia me ajudar, num flash me lembrei das minhas sessões no Brasil e, pensando em economizar tempo, fui direto ao ponto: "eu sempre me senti abandonado pela minha mãe". Ele me olhou e disse: "eu também, mas isso não tem nenhuma importância." Fiquei chocado, pois toda a compreensão que eu havia construído, e que havia me ajudado, estava baseada naquilo. Percebendo meu assombro, ele me explicou algo mais ou menos assim: "você vê as coisas dessa maneira porque é ocidental. No ocidente, a psicologia começou com Freud, que era médico. Médicos tendem a pensar em doenças e a buscar as causas. Freud estudava pessoas doentes e olhava para trás tentando encontrar a causa, o porquê. Aqui no oriente, não sei a razão, nunca nos interessamos por pessoas aquém do normal, olhamos para as pessoas além do normal – o faquir, o levitador, o mestre, aquele que vive em estado de êxtase – e perguntamos como elas chegaram àquilo, estudamos e praticamos as maneiras de alcançar determinados estados internos".

Em poucas semanas, percebi que eu não estava "resolvendo", "trabalhando", "analisando" nada, mas meu estado interno era tal que não havia mais crise – ao contrário, eu estava me sentindo livre, entusiasmado e feliz. Entendi que nossas histórias pessoais não nos definem e nem precisam nos limitar e descobri a que me dedicar, com o que gostaria de trabalhar, mas isso já é uma outra história...

Não penso em visões melhores ou piores, certas ou erradas, mas sim em visões úteis ou inúteis, mais ou menos adequadas a uma determinada situação.

Uma visão não é a verdade, apenas uma forma de ver as coisas, que se tornam assim fáceis ou difíceis. Considere agora a sua própria visão de meditação. Parece necessário que seja modificada? Se ela se assemelhar a alguma das possibilidades abaixo, sim, precisa ser modificada.

Meditação pra você é algo

Impossível?

Chato?

Difícil?

Alienante?

Trabalhoso?

Entediante?

Cansativo?

Esotérico?

Frustrante?

Se você acha uma dessas coisas, provavelmente é porque não utilizou ainda uma técnica apropriada. Para começar, gostaria de lhe apresentar outras possibilidades de ver a meditação. A verdadeira transformação acontece quando nossa visão, nossa técnica e nossa vivência se integram, formam um todo coerente, quando uma apoia e reforça a outra, mas, por ora, veja se é possível apenas começar a mudar sua forma de olhar para a meditação com o que apresento a seguir.

"Meditação não é pra mim, sou uma pessoa muito inquieta."

Meditação é para todos, é para você sim, ainda mais se for uma pessoa muito inquieta, mas obviamente uma técnica adequada é necessária – começar por tentar se sentar imóvel por 45 minutos seria um martírio! E um erro. Com a técnica apropriada, uma pessoa inquieta em muito pouco tempo começaria a experimentar uma grande tranquilidade e isso por si só já seria um ganho imenso.

"Eu não consigo ficar sem pensar."

Meditar não é tentar não pensar. Nossos olhos veem, nossos ouvidos ouvem, nossa mente pensa. É o papel dela. Se não fizesse isso, aí sim você estaria em apuros. Meditar é apenas observar, sem interferir nas percepções, sem tentar não pensar, sem tentar ficar bem ou em paz. Apenas observar. Está tudo certo com você, durante a meditação os pensamentos acontecem, isso não é um problema.

"Acho meditar muito cansativo."

Cansativo é raciocinar, cansativo é comentar internamente a respeito de uma coisa ou outra, tentar se lembrar ou se esquecer de algo, imaginar o que fazer numa determinada situação, adivinhar a melhor resposta a dar... E também é muito cansativo tentar não sentir ciúmes, medo, raiva, insegurança, incerteza etc. Meditação na verdade é não fazer essas coisas, mas apenas observar e experimentar o que quer que esteja acontecendo no momento.

É não brigar com o que se está experimentando, é aprender a descansar de verdade. Logo você verá que nada descansa mais que a meditação.

"Meditação não funciona comigo, sou muito racional."

Agora, escrevendo este livro, sou uma pessoa muito racional; de manhã, brincando com meu cachorro, fui totalmente emocional; no fim da tarde, vendo o sol se pôr, estava inteiramente contemplativo; dentro de mais algum tempo vou me deitar para dormir e ficarei completamente inconsciente. Nenhum de nós é só uma coisa ou outra. Provavelmente temos mais facilidade num aspecto, mas todos os outros podem ser paralelamente desenvolvidos, e a meditação é uma grande ferramenta para isso também.

"Não medito porque não sou uma pessoa espiritualizada."

É preciso deixar claro o que se entende aqui por espiritualidade, pois essa palavra pode ter diversos significados. Algumas pessoas pensam nisso como sendo espiritismo, outras como coisas da alma, outras ainda como algo de outro mundo. Tudo isso é possível, mas a ideia que tenho e que utilizo no meu dia a dia veio de uma palestra da mestra coreana Ji Kwang Dae Poep Sa Nim: respondendo à pergunta "o que é espiritualidade?", afirmou: "é uma coisa muito simples: se sua filha está doente, leve-a ao médico, se alguém está com sede, dê-lhe um copo d'água. Só isso". Fazer o que precisa ser feito a cada momento. Em casa, na rua, no trabalho. Experiências fantásticas, luzes douradas, sons celestiais, sentimentos de união até podem acontecer, mas são uma distração. De novo: meditar é observar sem interferir, sem se perder. Aproveito aqui para também deixar claro que não há nenhum problema em ser uma pessoa materialista – em maior ou menor grau, todos somos. O material é bom, o espiritual é bom. Podemos ter os dois.

"Meditar é um tédio."

É verdade, se estiver numa atitude equivocada, como, por exemplo, na expectativa de que algo diferente ou grandioso aconteça... Aí você fica esperando, e nada. E o tempo não passa, e o tédio chega. Quando você entender que meditação não é fazer alguma coisa, tentar alcançar algo ou chegar a algum lugar, mas apenas observar sem interferir nas percepções, então você verá a grande aventura que é a prática, então você estará no extremo oposto do tédio.

"Meditar é alienação."

É exatamente o contrário! Imagine que você esteja caminhando por uma rua e uma pessoa precise de ajuda — se você estiver com a mente cheia de pensamentos, é possível que nem a perceba. Se sua mente estiver descansada, ou vazia, ou simplesmente no aqui e agora, você perceberá e provavelmente a ajudará. A prática da meditação nos torna muito mais disponíveis, muito mais perceptivos ao que acontece à nossa volta, com as coisas e com as outras pessoas.

"Meditar é difícil."

Com a técnica adequada, é a coisa mais fácil do mundo. O que poderia ser mais fácil do que não fazer nada? Claro, se você *tentar* não fazer nada, será muito difícil, e você estará fazendo algo, mas se você simplesmente não fizer nada, será facílimo.

"Meditar é trabalhoso."

Desenvolver uma regularidade pode ser, especialmente no começo, mas isso apenas porque meditar às vezes se choca com nossa rotina. Ainda. Muitas vezes já ouvi "não tive tempo de meditar essa semana" e soube logo em seguida dos filmes assistidos, das festas frequentadas, dos cafés com amigos... Não me entenda mal! Todas essas coisas são ótimas, não há nada de errado com elas e de maneira alguma representam um empecilho à meditação, mas não precisam ser uma justificativa para não conseguirmos uns poucos minutos diários de prática. Logo veremos uma forma fácil de incorporar a meditação à nossa rotina.

Por outro lado, se você tem uma visão divinizada da meditação, isso também precisará ser transformado – a ideia de que ela nos torne superior, que nos leve a lugares especiais, que nos traga o êxtase ou a iluminação, que nos dê premonições, que nos proporcione revelações..., tudo isso representa um terreno impróprio para a meditação, tudo isso nos afasta do aqui e agora, tudo isso são sonhos e fantasias. Ainda que possam acontecer, desejá-los nos afasta da prática, que, mais uma vez, é apenas aprender a observar sem esforço e sem interferência.

Sempre é possível expandir nossa visão, tornando-a mais inteligente, livre, refinada e, principalmente, útil. Se em algum momento ela se tornar um impedimento, mude-a, ela não é uma verdade sagrada, apenas uma de muitas possibilidades. Gosto de pensar que sempre há uma solução, mesmo que eu ainda não a veja ou sequer acredite nela.

Talvez algo já tenha mudado um pouco em você e já possamos passar ao próximo capítulo. No entanto, se ainda não lhe parecer o momento adequado para isso, se houver dúvidas ou forem necessários mais esclarecimentos, estou à sua disposição para ajudar. Por favor, envie suas perguntas para perguntaslivro@renascimento.com.br. Responderei pessoalmente todas elas, por e-mail ou por vídeo no canal Instituto de Renascimento de São Paulo do YouTube. Não se esqueça de enviar também seu nome completo, cidade, estado e telefone com DDD para a eventual necessidade de confirmação ou validação.

técnica

[...] madura da meditação, meditamos [...] meditamos, não há mais qualquer [...] [...] apenas acontece, é nossa rotina, assim [...] não mais escovamos os dentes para [...] [...], nós apenas os escovamos. Isso não [...] que não saibamos dos seus inúmeros [...] não só os conhecemos como tamb[ém] [...], mas não pensamos mais neles e [...], não praticamos por causa deles. [...]

[...] PESSOAL: No final dos anos 80 [...] Alemanha, vindo da Índia, com quase [...] dinheiro. Planejava logo conseguir traba- [...] marceneiro, passar um tempo por lá e [...] voltar ao Brasil. Os dias foram se passando, [...] dinheiro foi se acabando, e eu não conseguia [...] logo chegou o dia em que eu não tinha

A técnica é o que você faz, o exercício que você pratica, as instruções que segue, a atitude na qual se coloca.

O que mais comumente se ouve como técnica é: sente-se de pernas cruzadas, mantenha a coluna ereta, fique imóvel, feche os olhos, relaxe, observe, não julgue, tente não pensar em nada. Sete (7!) instruções normalmente muito difíceis para quem está começando e uma impossível para todo mundo – não pensar em nada, como vimos no capítulo anterior.

UMA HISTÓRIA PESSOAL Há muitos anos, quando eu viajava de norte a sul do país dando palestras e workshops em dezenas de cidades, uma vez tomei um ônibus de Natal a Fortaleza. Logo que me acomodei, sentou-se ao meu lado uma senhora que me perguntou se eu iria para Fortaleza. Respondi simpaticamente que sim. Acho que ela se animou, pois a conversa continuou:

— O senhor vai a passeio ou a trabalho?

— A passeio (ao longo dos anos aprendi que responder "a trabalho" levaria à pergunta "com o que o senhor trabalha?" e se eu respondesse que era instrutor de meditação e respiração consciente ou terapeuta, não teria mais paz).

Achei que a conversa havia terminado, mas ela me perguntou se eu tinha filhos, o que eles faziam, contou-me que os seus estavam na faculdade etc. Comecei a achar chato e a ficar cansado, mas não queria ser indelicado com aquela senhora.

Foi então que me lembrei de uma das muitas metáforas que os hindus têm para a mente: o cachorro. Imagine que você esteja tranquilamente lendo um livro sentado num banco de um parque e chegue um cachorro. Se você o acariciar, ele provavelmente não irá mais embora; se você o enxotar, pode ser que ele também não se vá, que entenda como provocação, que fique insistindo em ter sua atenção, talvez até ameaçadoramente. No entanto, se você ficar absolutamente indiferente, talvez ele até se aproxime e fareje um pouco ao redor, mas logo se desinteressará de você.

Resolvi então ficar indiferente e para não parecer mal-educado, fechei os olhos. E logo ouvi:

— O senhor está cansado?

— Sim, dormi pouco na noite passada — respondi sem abrir os olhos.

— Farra?

— Não, não sei o porquê.

— Talvez alguma coisa que o senhor comeu.

— Hum...

E depois de mais alguns minutos:

— Vai ter tempo pra descansar, temos várias horas de viagem.

Não respondi nada, apenas fiquei em silêncio, acompanhando minha respiração.

Ainda assim, depois de mais um curto tempo:

— Dormiu?

Continuei minha prática silenciosa.

O resto da viagem foi tranquilo e quando percebi que estávamos chegando ao destino, puxei um pouco de conversa amigável e logo desembarcamos e nos despedimos com sorrisos e votos de boa sorte.

Se eu tivesse tentado evitar a conversa sendo ríspido com a minha companheira de viagem, provavelmente acabaria me sentido mal comigo mesmo e, apenas para me redimir, terminaria por conversar durante todo o trajeto; se eu tivesse aceitado a conversa, passaria todo o tempo fazendo algo que não desejava e que não me interessava naquele momento. Como logo fiquei indiferente, logo ela se calou. Assim é nossa mente. E desse momento até nasceu uma técnica interessante de meditação, mas isso fica para uma outra hora...

Encontrar uma técnica possível e útil para você é obviamente muito importante. Gosto sempre de simplificar as coisas e sugiro que você faça o mesmo na sua busca por uma técnica que possa se tornar parte da sua rotina.

Antes de sugerir um ponto de partida, gostaria de esclarecer o "sente-se de pernas cruzadas, mantenha a coluna ereta, fique imóvel, feche os olhos, relaxe, observe, não julgue, tente não pensar em nada".

"Sente-se de pernas cruzadas."

Ainda que isso quase sempre acabe acontecendo com o tempo de prática e seja de fato a melhor posição para se meditar, pode ser muito difícil para quem está começando ou esteja incapacitado ou doente. Sentar-se de pernas cruzadas não é obrigatório e talvez você nunca chegue a isso, mas não importa, não é nenhum impedimento à meditação — no entanto, exigir-se sentar-se assim pode ser.

"Mantenha a coluna ereta."

Se você estiver praticando sentado com as pernas cruzadas, ou eventualmente de pé, é fundamental manter sua coluna ereta, pois de outra forma logo ficará cansado e dolorido, mas você pode se recostar numa cadeira, com as pernas para baixo – ou mesmo se deitar – e ainda assim manter a coluna ereta, sem esforço. Deitado de lado, se necessário por algum motivo, é possível até mesmo curvar a coluna. Não conseguir manter a coluna ereta não deve impedir sua prática.

"Fique imóvel."

Isso acontece naturalmente depois de um tempo de prática, mas no início talvez seja muito difícil ou mesmo impossível. Não há qualquer problema em você se mexer durante sua prática, para, por exemplo, se coçar ou se ajeitar. É verdade que fazendo isso podemos nos distrair e divagar, mas e daí? Logo nos daremos conta disso e retornaremos à técnica.

"Feche os olhos."

Algumas escolas ou linhas de meditação ao redor do mundo recomendam que você sempre medite de olhos abertos, outras dizem que os olhos devem estar sempre fechados, outras ainda são mais flexíveis e sugerem ora uma coisa, ora outra. Com os olhos abertos, fixos em algo, é menos provável que você se disperse, mas isso pode gerar tensão em várias partes do seu corpo. Com os olhos fechados você ficará mais relaxado, mas poderá repetidamente se perder em longas divagações ou mesmo cair numa espécie de sono. Sugiro que você experimente e descubra o que é mais fácil para você.

"Relaxe."

Entre outras coisas, meditar pode ser um ótimo descanso, mas não se preocupe e nem se cobre se isso não estiver acontecendo. No início, você estará empenhado em seguir as instruções de uma técnica, tentando ter certeza de que a está fazendo bem ou corretamente, e isso pode dificultar o relaxamento. Apenas continue, pois em algum momento ele virá, apesar de não ser uma meta a se alcançar. Não é para isso que meditamos.

"Observe."

Isso, sim, é o que fazemos durante uma prática de meditação, mas precisamos ter claro o que significa observar. Normalmente confundimos observar com se concentrar – coisas bem diferentes –, essa última sendo algo ativo, que limita a percepção, que requer esforço. Por conta disso, geralmente nos sentimos cansados após um tempo de observação, senão frustrados, e porque muitas vezes sequer sabemos o que observar. Pense em observação como algo passivo. Para ajudar em sua compreensão, escolha agora um objeto a alguns metros de você para olhar – pode ser um copo sobre a mesa, um gato dormindo, a maçaneta da porta ou qualquer outra coisa imóvel. Você tem aqui duas possibilidades. A primeira é "ir até lá com seus olhos", o que é um fazer, um olhar ativo, um esforço. Faça isso por alguns segundos e veja o que percebe. Agora experimente a segunda possibilidade: deixe que os músculos da região dos olhos relaxem (talvez as pálpebras até caiam um pouco), descanse o olhar em si e deixe que a imagem venha até você e penetre seus olhos. Perceba que isso é passivo, não é um fazer, não é uma ação sua. Seus olhos não precisam "ir até lá", não precisam fazer nada para ver, precisam apenas estar abertos. O fenômeno do ver acontece espontaneamente, sem qualquer esforço. E nenhum comentário interno, nenhum pensamento sobre o que você está vendo tampouco é necessário – ver é apenas ver. Vamos aproveitar e chamar esse tipo de olhar de observação passiva. Como esse ponto é muito importante, ofereço mais um exemplo: suponha que você esteja na confortável sala de estar da casa de um amigo, conversando com umas poucas pessoas ali presentes. O espaço não é excessivamente grande, mas bastante confortável, com uma porta ampla que dá para o jardim, uma lateral para o interior da casa e uma outra que vai para a rua. Você está esperando a chegada de uma pessoa muito querida que pode a qualquer momento entrar por qualquer uma das três portas. Mais uma vez, você tem aqui duas possibilidades: de um lado, ficar olhando o tempo inteiro para cada uma das portas, pulando seu olhar de uma para a outra – sua atenção ficaria ativa, focada nas portas, e provavelmente você perderia muitos detalhes do que estaria acontecendo dentro de si e ao redor, não conseguiria desfrutar inteiramente da sua bebida, dos salgadinhos que acabaram de chegar, da conversa que ficou animada, da confortável poltrona onde está sentado, do clima agradável do dia; de outro, deixar sua atenção livre, permitindo que ela escolha perceber o que quiser a cada momento, não forçando-a a nada, pois é óbvio que quando a pessoa querida chegar você vai se dar conta disso, sem necessidade de qualquer concentração, sem necessidade de qualquer esforço. A essa segunda possibilidade, daremos o nome de atenção relaxada, mais ou menos um sinônimo de observação passiva. Vale destacar que em nosso dia a dia, há momentos em que a concentração é necessária, em que temos de prestar atenção – atenção ativa. Essas habilidades são importantes e as podemos desenvolver sempre um pouco mais. No entanto, no contexto da meditação não é isso que fazemos.

"Não julgue."

Estamos acostumados a constantemente comentar o que vemos, sentimos, ouvimos e pensamos. Conversamos com nós mesmos quase o tempo todo. Isso se tornou natural e automático e vem sendo assim há muitos e muitos anos. Quando então alguém nos diz "não julgue" (quase sempre sem nos dizer como), não sabemos o que fazer e, durante a prática de meditação, muito provavelmente ficamos tentando descobrir o jeito de fazer uma coisa que não sabemos o que é. Pois bem, julgar é comentar ativamente nossa percepção. Antes de prosseguir, uma ressalva: mais uma vez, lembro que estamos falando de meditação. Em nosso dia a dia, precisamos muitas vezes comentar ou julgar algo e não há nada de errado nisso, mas esse não é o caminho na nossa prática de meditação. Voltemos. Julgar é fazer um comentário – no nosso caso, internamente – sobre o que sentimos ("que sensação prazerosa!"), sobre o que pensamos ("eu não acho que isso seja apropriado"), sobre o que vemos ("que coisa curiosa!). Faço aqui a distinção entre os comentários que acontecem espontaneamente, junto com uma percepção, que poderíamos chamar de pensamentos primários, e aqueles que ativamente fazemos quando escolhemos deliberadamente comentar a respeito de algo. Os pensamentos primários são naturais, todos nós os temos, a mente pensa, é sua função, assim como os olhos veem e os ouvidos escutam, mas durante nossa prática optamos por não comentar esses pensamentos primários, ou espontâneos, por não continuar a conversa, por não concordar nem discordar, por não tomar partido. Na história pessoal que contei, a senhora do ônibus representou o papel da mente, falando livremente o que queria. Eu até conversei por alguns minutos, mas logo escolhi não continuar. Ela insistiu um pouco e depois se calou. Se aquilo não fosse uma conversa e sim uma prática de meditação, diria que escolhi a indiferença como técnica.

Buda chamava isso de *Upeksha*, suprema indiferença. No entanto, para algumas pessoas é quase impossível não comentar, não dar uma opinião, ficar indiferente, calar-se – tudo que seja não fazer alguma coisa –, pois estão muito acostumadas a fazer algo o tempo todo. Para elas, ou para você, se for esse seu caso, apresentaremos uma variação muito eficiente.

"Tente não pensar em nada."

Essa é a pior instrução de todas. Se não por qualquer outro motivo, apenas por ser impossível. O próprio desejo de não pensar em nada já é em si um pensamento. A confusão se formou porque com uma prática regular de meditação os pensamentos vão se tornando cada vez mais escassos e eventualmente desaparecem, mesmo que apenas brevemente. Como nessa hora há muita clareza, presença e bem-estar, esse estado de ausência de pensamentos passou a ser perseguido, mas o fato é que não podemos induzi-lo, ele acontece quando acontece, talvez quando verdadeiramente desistamos de alcançá-lo.

Vamos à técnica em si. O que apresento a seguir é o que considero um bom ponto de partida – fácil, simples, possível e completo. Sugiro que você só comece a fazer os exercícios abaixo após a leitura completa deste livro.

Dia 1

1 Escolha uma posição em que se sinta confortável. Isso é importante, pois do contrário você ficará brigando com seu corpo e toda a sua atenção estará comprometida com isso. Se conseguir se sentar com a coluna ereta (apoiando-a ou não), melhor; senão, fique deitado mesmo.

2 Feche os olhos (começaremos assim) e respire fundo algumas poucas vezes para soltar as tensões mais evidentes.

3 Deixe sua respiração acontecer livremente. Procure não interferir nela, apenas acompanhe-a, sinta o ar entrando e saindo por si só, descubra como ela é quando você não interfere nem na entrada nem na saída do ar.

Viva essa experiência por 5 minutos. Não aproximadamente 5 minutos, mas exatamente 5 minutos – use um despertador para isso. Por quê? Porque se você não fizer assim, sua mente decidirá a hora de parar – e você terá que ficar preocupado com o tempo.

DICAS

- Não se preocupe com estar fazendo corretamente ou não – é incrível a quantidade de coisas que aprendemos sobre nós mesmos quando apenas nos observamos por alguns minutos.

- Não espere nada da prática – ganhos irão acontecer, mas não conseguimos provocá-los, não podemos antevê-los nem precisamos buscá-los.

- Não complique as coisas: meditar é apenas relaxamento, observação passiva, ou atenção relaxada, sem interferências ou julgamentos.

- Se experimentar dificuldade para relaxar: tente deixar a expiração ainda mais livre ou fazer ajustes em sua postura, ou mesmo encontrar uma outra posição.

- Se experimentar dificuldade para observar: lembre-se de que não deve tentar dirigir a percepção – o que for percebido, será; o que não for, não será. Não vá atrás de nada, não tente nada, apenas deixe sua atenção escolher o que quiser.

- Se experimentar dificuldade com não julgar, com não interferir ou não comentar: ao perceber que um julgamento está surgindo, ou mesmo logo após cada percepção ou pensamento primário, diga "não sei" internamente – entenda que quando dizemos "sim", já estamos começando uma conversa, que poderá se tornar uma longa divagação. Quando dizemos "não", também. O "não sei" é neutro, não vai para lugar nenhum, não provoca novos pensamentos, apenas interrompe a conversa. É parecido com a indiferença. Para isso, no entanto, é necessário que ele tenha a mesma qualidade que tem quando é dito por uma criança pequena, que simples e verdadeiramente não sabe. Não importa se você sabe ou não, se sua mente está dizendo algo relevante ou não. O ponto aqui é que durante a prática é importante não conversar com a mente, ainda que ela continue livre para falar o que quiser. Então, se você precisar dizer algo, se não conseguir apenas ficar calado internamente e continuar a observar passivamente, diga "não sei" sempre que necessário (a propósito, essa foi a técnica que nasceu naquela viagem de ônibus para Fortaleza).

Dia 2

Comece da mesma maneira que no exercício anterior. Repita os passos, leia-os novamente se os tiver esquecido, mas deixe que sua percepção se expanda um pouco mais acrescentando um novo passo:

4 Observe passivamente sua audição acontecendo. Os ouvidos são portas sempre abertas, o ouvir simplesmente acontece, não há nada que você precise ou possa fazer, e também não há como impedi-lo. Apenas acompanhe a audição acontecendo, apenas perceba como ela se desenrola, sem interferências, sem tentar ajudá-la, sem atrapalhá-la.

Viva isso por 6 minutos.

Dia 3

Comece repetindo os passos dos exercícios anteriores e então mais uma vez acrescente um novo:

5 Perceba seu corpo como um todo, sinta-o, mas não interfira em nada, não ajude nem atrapalhe, apenas deixe-o quieto, não ordene nada, não o faça fazer nada. Talvez você perceba que algumas partes estão mais relaxadas e outras mais tensas, umas mais frias e outras mais quentes, algumas têm movimentos, outras estão imóveis. Apenas observe passivamente o que chegar até sua percepção. Não vá atrás de nada, deixe que a percepção venha até você (observação passiva).

Viva isso por 7 minutos.

Dia 4

Repita os passos dos exercícios anteriores e acrescente um último:

6 Perceba sua mente funcionando. Há ali um tráfego incessante de pensamentos, imagens e sons internos. Procure não interferir em nada, permita que ela seja exatamente como é. Não é você que está pensando, é ela que está acontecendo, você é apenas quem se dá conta dela, sem ajudá-la, sem atrapalhá-la. Quanto menos interferir, mais claro ficará para você que ela tem uma vida própria, que você não a cria, apenas a observa passivamente.

Viva isso por 8 minutos.

Próximos dias

Nos dias seguintes, experimente repetir esse último exercício, completo, sempre por 10 minutos.

Meditar resume-se a estar relaxado, observar passivamente, não interferir com sua percepção ou com o que acontece. Observar, dar-se conta do que acontece em sua mente e em seu corpo, eventualmente ao redor, apenas isso. Muitas vezes acrescenta-se outros elementos, como visualizações, mantras, respirações etc. Tudo isso é possível, mas não é indispensável e assim como pode ajudar, pode atrapalhar.

Comece com uma técnica simples – de preferência mantenha-a simples para sempre – e possível para você. Mude-a ou ajuste-a sempre que necessário. Saiba que manter a constância da prática é mais importante do que aumentar o tempo de cada exercício.

Lembre-se que você pode me enviar perguntas caso tenha dúvidas sobre a prática, ou queira compartilhar sua experiência.

vivência

A vivência é sua experiência ao longo do tempo, sua intimidade com a técnica, seu conhecimento adquirido com o tempo de prática, o que já está internalizado em você, o resultado da sua rotina.

    Desenvolver uma rotina, ter uma disciplina de meditação é muito importante e muito fácil, mas para isso precisamos escolher um caminho adequado.

    Você não precisa acordar às cinco da manhã, ir para um cômodo especial, acender um incenso, colocar um mantra para tocar, sentar-se num banquinho apropriado e praticar por uma hora. Eu nunca consegui fazer isso, mas medito todos os dias. Você precisa descobrir o que é possível para você, encontrar seu próprio caminho. Mais uma vez, o simples e o fácil são um excelente ponto de partida e provavelmente de percurso e de chegada também.

UMA HISTÓRIA PESSOAL No início dos anos 1990, eu já conhecia um pouco de meditação, mas não tinha disciplina suficiente para praticar regularmente. Havia participado de longos retiros – horas e horas diárias de prática por uma, duas ou até três semanas –, mas quando eles acabavam, minha prática também ia definhando. Aconteceu então que decidi morar numa cidade pequena e com isso minha forma de trabalho – que até então consistia em viajar pelo país realizando palestras e cursos – mudou para atendimentos diários em consultório. Eu atendia todos os dias e recebia quase sempre em cheque. Eram tempos de inflação alta, tempos em que precisávamos ir ao banco logo que recebíamos algum dinheiro, pois a desvalorização acontecia literalmente da noite para o dia. E eu ia. Para piorar, não havia caixas eletrônicos e era necessário entrar na fila para tudo. Eu me aborrecia com perder de quinze a vinte minutos todos os dias e às vezes ficava mal-humorado, ajudado por outras pessoas que também reclamavam das filas.

    Aconteceu que num determinado dia quase perdi o horário da agência, mas consegui entrar no fechar das portas. A fila estava enorme e eu era o último. Depois de algum tempo esperando em pé, me dei conta do óbvio: ela não continuaria crescendo, pois o banco já estava fechado, logo eu poderia me sentar em algum lugar e voltar quando estivesse perto da minha vez de ser atendido. Sentei num sofá confortável que havia em frente aos gerentes, aceitei a água e o cafezinho que me ofereceram e então fechei os olhos e comecei a praticar meditação. De tempos em tempos me virava e via como estava a fila. Quando havia somente duas pessoas, voltei para lá e fui atendido em seguida. Saí da agência tranquilo e, caminhando pela rua, percebi que eu não só não havia me aborrecido, como estava me sentindo bem e ainda tinha feito minha prática. Daquele dia em diante, sempre entrei no banco faltando pouquíssimos minutos para as quatro. Ia direto para o sofá, tomava água e café e praticava até a hora de ser atendido pelo caixa. Não me importava mais o tempo que ficaria na agência. Foi assim que desenvolvi disciplina e passei a ter uma prática diária (no início, às vezes eu sentia falta da prática nos fins de semana e me sentava para meditar; às vezes eu simplesmente me esquecia dela e só a retomava na segunda-feira). Até hoje associo água e café com meditação, mas não precisamos ir pra essa parte da história...

Talvez ajude nos lembrarmos de que já desenvolvemos diversas rotinas em nossas vidas, e que, ainda que isso possa dar um certo trabalho, pode também ser fácil dependendo do caminho escolhido, e pode trazer resultados importantes.

A maioria das crianças não gosta de parar o que está fazendo para tomar banho, e se não forem levadas a isso, podem passar dias e dias sem se lavar, talvez mesmo para sempre. Tenho a lembrança de vários maravilhosos momentos de infância interrompidos por um banho obrigatório, e pode ser que você também se lembre de alguns. Os pais normalmente dizem coisas como: "se você não tomar banho vai ficar doente", "ninguém vai aguentar seu cheiro", "sua pele vai coçar", "você não vai dormir bem", além de "não vai ganhar chocolate" ou coisas assim. É provável que não nos lembremos mais de quando deixamos de resistir ao banho, de quando isso passou a ser parte da nossa rotina, de quando deixamos de precisar que alguém nos forçasse a isso, mas o fato é que hoje não tomamos banho por nenhuma daquelas razões que nos davam, apenas tomamos — virou rotina, passou a ser estranho não tomar, mas também descobrimos que pode ser um ótimo momento de descanso, de ter ideias, de cantar...

Nós adultos já temos uma série de rotinas estabelecidas e muitas vezes acreditamos que não é possível acrescentar novas. Acontece que muitas das nossas rotinas são desnecessárias ou até mesmo prejudiciais, como assistir novelas, ter conversas vazias, ler revistas fúteis, frequentar ambientes medíocres, desperdiçar horas e horas em redes sociais e diversas outras.

Muitas pessoas têm opiniões ou sentimentos negativos em relação a rotinas em geral, associam-

-nas a cansaço ou tédio – "a rotina do casamento", "a rotina do trabalho", "a rotina do dia a dia" por exemplo. Isso porque infelizmente não encontraram – ainda, espero – um casamento rico e apaixonado, um trabalho criativo e recompensador, um dia a dia instigante e desafiador. O problema não é a rotina. Você gostaria de ter uma rotina de estudo? De exercícios físicos? De alimentação saudável? De meditação? Provavelmente sim. As rotinas são importantes, tornam nossa vida mais fácil, diminuem a necessidade de esforço diário. Isso, claro, quando não nos são impostas, às vezes por nós mesmos, quando respeitam nosso jeito de ser e de funcionar. Se não forem assim, sempre poderemos mudá-las.

Para desenvolver uma disciplina de meditação, experimente começar bem modestamente. Se tentar fazer muito, criará um choque com as rotinas já estabelecidas (boas e ruins) e desistirá logo, talvez até abandone a prática sem nem mesmo perceber que a abandonou, ela apenas desaparecerá da sua vida. Sugiro que você comece como indicado no capítulo anterior e prossiga tentando fazer o exercício completo (quarto dia) por 10 minutos – use um despertador! Pratique duas vezes por semana, em qualquer local e horário que preferir. Não tenha pressa em progredir, permaneça aí até sentir que isso está incorporado à sua vida, que é fácil, que você está de fato desfrutando da prática, que ela não é mais um esforço ou uma obrigação, e somente então inclua mais um dia. A princípio, não considero uma boa ideia aumentar o tempo – deixe isso para quando já estiver praticando todos os dias por algumas semanas, e mesmo assim aumente apenas um pouco. Se em alguns meses estiver meditando 15 minutos por dia, isso já será uma ótima rotina. Vá devagar, descubra seu caminho com tranquilidade, retroceda se necessário, não transforme isso numa competição.

Não seja duro ou exigente com você mesmo, entenda que se tentar lutar com as rotinas já estabelecidas, provavelmente perderá. Não transforme sua prática numa batalha para provar ou conseguir alguma coisa – ela deve ser apenas seu momento de descanso, seu momento de se recolher, de estar a sós. Um pouco, bem pouco, a cada dia. Apenas isso.

Considerações finais

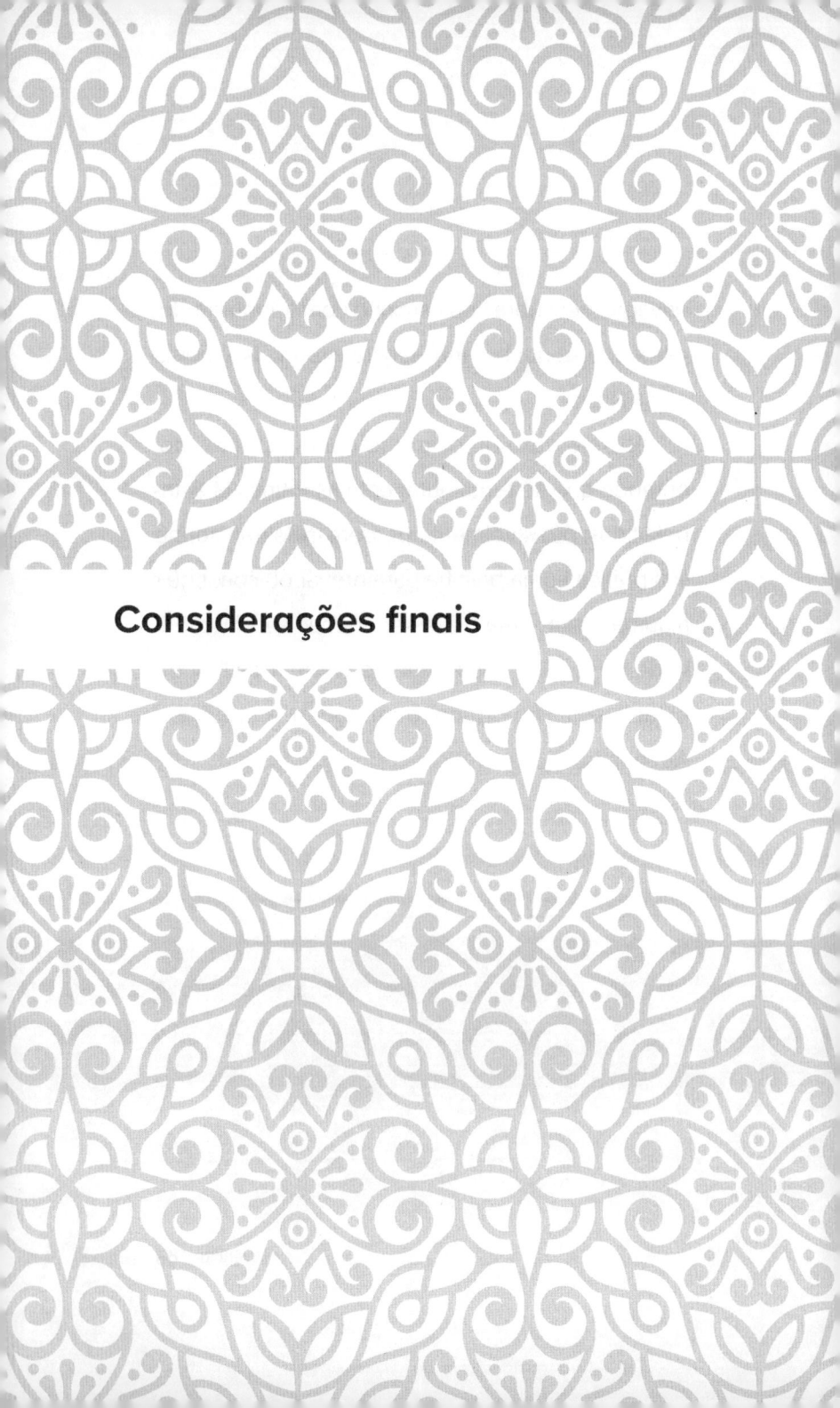

Numa prática madura de meditação, meditamos porque meditamos, não há mais qualquer razão para isso, apenas acontece, é nossa rotina, assim como nós não mais escovamos os dentes para evitar cáries, nós apenas os escovamos. Isso não quer dizer que não saibamos dos seus inúmeros benefícios. Não só os conhecemos como também os vivenciamos, mas não pensamos mais neles e, principalmente, não praticamos por causa deles.

UMA HISTÓRIA PESSOAL: No final dos anos 80, cheguei à Alemanha, vindo da Índia, com quase nenhum dinheiro. Planejava logo conseguir trabalho como marceneiro, passar um tempo por lá e depois voltar ao Brasil. Os dias foram se passando, o dinheiro foi se acabando, e eu não conseguia trabalho. Logo chegou o dia em que eu não tinha mais dinheiro algum, zero. Junto com isso, tive também que sair do alojamento onde estava. Eu poderia ter ficado desesperado, mas havia passado um bom tempo meditando todos os dias e achava que a tranquilidade que estava experimentando talvez tivesse algo a ver com aquilo. Peguei minha mala e comecei a margear o rio raso que passava pela cidadezinha que eu havia escolhido, indo para um lugar um pouco afastado onde sabia que encontraria sossego, isolamento e um banco para dormir. Num buraco entre duas pedras grandes guardei minha mala, com o saco de dormir me aconcheguei. Estava em paz, apesar de pensar que deveria estar preocupado. Eu conseguia ver a preocupação, mas de alguma maneira ela não chegava a mim, não me tomava, na verdade sequer me afetava.

 No dia seguinte, acordei com fome. Meditei por alguns minutos e fui até o centro da cidadezinha.

Pedi dinheiro a vários passantes, mas ninguém me deu nada – talvez eu ainda não estivesse pobre, ou sujo, o suficiente. Depois de mais algum tempo vagando, tive uma experiência muito curiosa, daquelas que deixam a gente um pouco incrédulo: olhei para duas mulheres que comiam na área externa de um McDonald's e instantaneamente percebi, sem palavras, sem me dizer nada, silenciosamente, que os sanduíches eram grandes demais para elas. Eu só precisava me sentar próximo e esperar... Depois de alguns minutos, quando elas se levantavam para sair, perguntei se poderia recolher suas bandejas. Elas não só disseram que sim, como me agradeceram com sorrisos. Troquei um olhar rápido com o segurança e percebi, de novo sem palavras internas, que tinha sua tolerância. Comi com muito prazer e logo voltei para o meu banco à beira do rio. Eu estava em silêncio, meditando, e de alguma forma sabia que não passaria fome, sabia que aquilo que havia feito poderia se repetir para sempre, e minha mente abandonou essa questão. Assim vivi por vários dias, perto de duas semanas, talvez. Sempre percebi com facilidade quem deixaria algo e sempre escolhi de quem comer. Nunca me esqueci de mandar um olhar de agradecimento para o segurança, nem de manter minha meditação diária.

Quando por fim consegui trabalho com a ajuda de uma amiga que reencontrei por acaso, tudo se desenrolou muito rapidamente: aluguei um bom quarto, fiz compras no supermercado, comprei um macacão de marceneiro, saí à noite para dançar. Ah, e convidei "meu amigo" segurança para jantar, mas não vamos entrar em mais uma história...

Anos depois, quando contava esses acontecimentos a uma pessoa da família, ocorreu mais ou menos o seguinte diálogo:

— Meu Deus, você viveu como um mendigo na Alemanha!

— Não vejo assim, vivi como vivi, só isso.

— Mas você passou fome!

— Não, comi todos os dias.

— Comeu restos!

— Na verdade, sentia que estava compartilhando minhas refeições.

— Não eram amigos ou família, eram estranhos!

— Pessoas que me pareceram muito simpáticas!

Ainda que os praticantes experientes meditem sem ambições, os iniciantes, no entanto, às vezes precisam de alguns estímulos, de algumas promessas. Não vejo problema nisso, mas é importante que essas considerações sejam feitas antes ou depois da prática, nunca durante.

Desenvolvimento pessoal

Após algum tempo de meditação regular – alguns dias ou umas poucas semanas –, começaremos a ter uma ideia mais clara daquilo que somos e do que não somos, do nosso funcionamento, das tendências da nossa visão, de como sentimos, daquilo a que estamos presos, do que nos move. Isso por si só já é tremendamente terapêutico, ainda que não seja considerado uma terapia. E o mais importante é que esse conhecimento não acontece verbalmente, mas por meio de *insights* às vezes difíceis de serem traduzidos em palavras. Nós simplesmente nos transformamos.

Independência

Como praticamos quase sempre sem a ajuda de alguém e notamos transformações acontecendo, aos poucos desenvolvemos autonomia, percebemos que somos inteligentes e capazes, que não precisamos de outras pessoas para nos desenvolvermos – isso é possível e até pode ser ótimo, mas não é indispensável.

Flexibilidade

O observar constante dos pensamentos faz com que acabemos por perceber o que eles são – pensamentos apenas. Não "eu", não minha identidade, não a verdade, apenas palavras juntas flutuando em nossa mente – às vezes úteis, muitas vezes não. Quando a noção de "eu", "meu", "mim" enfraquece, naturalmente surge mais espaço para o outro, mais aceitação, mais tolerância. Também podemos chamar isso de respeito, de aceitação de si e do outro, de amor.

Criatividade

Quando tentamos criar algo, quando utilizamos o nosso pensar para isso, o que estamos de fato fazendo? Buscando algo em nossa memória, recombinando ideias, tentando juntar de formas diferentes aquilo que já conhecemos. Não é verdadeiramente novo. Durante a prática de meditação, quando às vezes todo o pensar cessa (lembre-se de que isso acontece, você não pode causá-lo), aí sim, o novo pode surgir. E surge literalmente do nada.

Liberdade

Como a prática consiste de relaxamento e observação sem interferência, com o tempo nos tornamos naturalmente mais atentos, somos menos perturbados por pensamentos e emoções, o que obviamente significa centramento e clareza, mas também liberdade, pois deixamos de reagir automaticamente, passamos a ter escolhas.

Inteligência

Como não controlamos nossa atenção durante a prática de meditação, não a fixamos num determinado objeto (imagem, pensamento) – o que seria concentração –, o foco da atenção se amplia, expande-se, e muitas percepções acontecem simultaneamente, muitas correlações se formam. A capacidade de interligar é o que conhecemos por inteligência.

Eficiência

São os nossos pensamentos desconexos, repetitivos, dogmáticos ou autocentrados os maiores responsáveis pelo desperdício da nossa vitalidade. Como com o exercício regular da meditação aprendemos a não nos fixar nos pensamentos, nós nos tornamos muito práticos e diretos.

Felicidade

Muitos acreditam que nossa realização vem daquilo que temos ou conquistamos. Ainda que importantes, essas coisas pertencem a uma outra esfera, podem sim nos trazer muito bem-estar, mas não nos deixam de fato felizes, apenas temporariamente alegres. A prática de meditação nos mostra o que é real e o que é fantasia, o que é efêmero e o que é eterno – disso brota paz, entrega, segurança, aceitação, admiração, confiança... enfim, felicidade.

Humor

Se você de antemão conta a história, o conteúdo de uma piada, não há graça nenhuma, ninguém ri depois. A piada funciona porque uma tensão vai sendo criada no decorrer da narrativa e então vem um desfecho inesperado, inusitado. Quando isso acontece, durante alguns instantes nossa mente fica completamente desarticulada – a história não é lógica, não faz sentido algum – e é por isso que rimos, porque estamos temporariamente num estado de não mente. Logo a mente se reorganiza, racionaliza, comenta a respeito, e então o riso cessa. Os meditadores costumam experimentar esses estados de não mente com certa frequência, durante a prática e também fora dela.

E por último, gostaria que você se lembrasse de alguns pontos importantes:

- Todo o processo – de como você vê a meditação, da técnica que utiliza, de como desenvolve sua disciplina – é um desenvolvimento constante: um ajuste que você fizer num aspecto terá repercussão nos outros e tudo evoluirá sinergicamente.

- A meditação é algo muito simples, mas que transformará completamente sua vida; agora você nem consegue imaginar, mas sempre será na direção da clareza, da compaixão e da verdade. É muito importante, no entanto, que você esteja atento a armadilhas, como se sentir superior ou especial e, principalmente, atento para não impor regras de conduta a você mesmo ou aos outros: "faça isso, pense assim, aja daquela maneira, sinta desse jeito" – essas coisas não funcionam, são apenas imposições de comportamento. A transformação verdadeira vem de dentro, acontece com a prática regular, precisa ser feita por cada um, e não há atalhos.

Este livro é um guia – agora que você chegou ao fim, dedique-se à prática da meditação, volte para consultar um ou outro trecho ou mesmo para uma outra leitura completa quando achar necessário (você verá que sempre descobrirá algo novo ou se dará conta de algo que havia passado despercebido). Quando a prática diária de meditação for uma rotina em sua vida, este livro não terá mais nenhuma utilidade para você – abandone-o em algum lugar da sua estante, ou passe-o adiante.

Que você tenha sorte no seu caminho!

Sobre o autor

KHALIS CHACEL é formado em Biologia Molecular pela Universidade de Brasília, em Genética Molecular pelo Instituto Pasteur de Paris, em Técnicas de Regressão na Índia e em Renascimento com Samvara Bodewig. Desde 1989 realiza palestras, cursos, workshops, treinamentos, sessões individuais, formações e retiros de silêncio e meditação na maioria das capitais do país. Foi por muitos anos professor convidado da pós-graduação em Cuidados Integrativos da Escola Paulista de Medicina (Unifesp).

QUANDO NÃO ESTÁ TRABALHANDO, KHALIS PODE SER ENCONTRADO EM ANGRA, REFORMANDO SEU VELHO VELEIRO OU VELEJANDO, APRENDENDEDO UM NOVO IDIOMA, INVENTANDO ALGUMA COISA NA MARCENARIA, LENDO, CORRENDO EM ALGUM LUGAR OU COZINHANDO PAELLAS...

Informações sobre palestras, cursos, formações e atendimentos individuais:

- www.renascimento.com.br
- e YouTube Instituto de Renascimento de São Paulo
- @renascimento.irsp

© Khalis Chacel
© Numa Editora 2019

Edição
Adriana Maciel

Revisão
Antonio David Ferreira

Projeto gráfico
Mari Taboada

	Chacel, Khalis,
C431g	Guia prático de meditação / Khalis Chacel. – Rio de Janeiro; Numa, 2019.
	104 p.; 21 cm.
	ISBN 978-85-67477-40-4
	1. Meditação. 2. Guia de meditação. I. Título.
	CDD – 616.8498

Editora Numa
www.numaeditora.com
contato@numaeditora.com

Este livro foi composto em Proxima Nova c.11/19,
impresso em papel Avena Book 80g/m²,
pela Assahi Gráfica, em junho de 2019.